健康・化学まめ知識シリーズ　3

筋肉増強による基礎代謝の改善

著者　寺尾啓二

目次

1 筋肉増強による基礎代謝の改善

（1）「食べても太らない」〜基礎代謝をあげるには筋肉を増やす

（2）『どこの筋肉をどのように増やせばいいのか』〜歩くこと
　　　（下半身の筋肉で基礎代謝量を維持）

（3）有酸素運動と無酸素運動と成長ホルモン
　　■白身魚と赤身魚の違いとは？

2 筋肉増強、筋力の低下を防ぐ機能性成分

（1）L-カルニチンは筋肉量を増やし、肉体的精神的疲労を軽減し、
　　　認知機能を改善する

（2）n-3 不飽和脂肪酸摂取による筋肉増強作用

（3）筋力低下を防ぐための更なる情報として、ヒトケミカルとともに
　　　摂取すべきフィトケミカルであるウルソール酸について
　　■ツボクサ抽出物について

（4）CoQ10 による筋肉保護でアスリート達のスポーツパフォーマンス
　　　は維持できる

3 体力に劣る日本人アスリートが知るべきスポーツ栄養学

（1）運動とタンパク質摂取のタイミング

（2）分岐鎖アミノ酸 BCAA 摂取のタイミング

（3）グリコーゲンローディングとγオリゴ糖
　　　γオリゴ糖の持久力向上作用について

1 筋肉増強による基礎代謝の改善

（1）「食べても太らない」
〜基礎代謝をあげるには筋肉を増やす

　皆さんは、食事で摂取する表示カロリーに比べて運動で消費するカロリーが低いことに気付いていましたか？　もし気付いていたら不思議に思ったことはありませんか？

　カップ麺を例に挙げると、カップ麺1食当たりのカロリーは400〜600kcalですが、30分の踏み台昇降で消費するカロリー数は踏み台の高さにもよりますが、100〜200kcalです。それでも一般にカロリーが過剰にならないのは、消費エネルギー代謝のうち、基礎代謝が約7割を占めているからなのです。しかし、この基礎代謝量は年齢や生活習慣の乱れから徐々に減少していきます。すると、摂取したカロリーを消費しきれず、メタボになってしまう人が出てくるのです。

　基礎代謝量とは「牛きていくのに最低限必要なカロリー」のことをいいます。活動をしていない、寝ている時でも、各臓器はエネルギーを必要としています。体の中でも最もエネルギーを必要としているところが筋肉なのです。基礎代謝量の53%が筋肉で占めています。次に、肝臓（23%）、脳（13%）、腎臓（4%）、心臓（3%）と続きます。

よって、基礎代謝をあげるには基礎代謝エネルギーを最も消費する筋肉量を増やせばいいことになります。筋肉量を増やすことで食べても太らない体質が得られるのです。

　筋肉を増やすとなると、女性には抵抗を感じる人もいますが、低体温が解消され、病気になりにくくなり、ストレスにも強くなります。血行がよくなり、肌が美しくなり、そして、太りにくい体になるのです。

　逆に、食事制限で痩せると、筋肉が減り、基礎代謝量が減ることになります。

　食事制限で減るのは脂肪ではなく筋肉なのです。やせて筋肉が減り、食事制限に耐え切れなくなり、また食べるようになると、リバウンドして、脂肪が増えていきます。 たとえば、体重を5kg減らして、リバウンドで5kg増えた場合、"もとに戻った"は誤解で、筋肉が減って、"基礎代謝が低下した"のです。筋肉より脂肪の方が軽いので、同じ5kgでもサイズは確実に太くなっています。食事制限のダイエットは、筋肉を減らし、やせにくく太りやすい体になっていくのです。

（2）『どこの筋肉をどのように増やせばいいのか』
～歩くこと（下半身の筋肉で基礎代謝量を維持）

　宇宙の無重力状態では宇宙飛行士の筋肉は衰え、地球に帰還したすぐには歩きづらい、との話を耳にしたことがある方は多いと思います。宇宙ステーションに滞在すると、わずか2-3週間で筋肉は2割減るそうです。若田光一さんは、筋肉の減りを弱めるために宇宙ステーションで毎日2時間運動していたのですが、それでも、44歳の若田さんは、地球に帰還した時、60歳並の筋力になっていたそうです。

　いつまでも美しく若々しくいる為には、基礎代謝量を高めること、そのためには、筋肉量を増やす必要があるのです。

　筋肉量は20歳をピークに年々減少していきます。たとえば、20歳代の中肉中背の男子の筋肉量の割合は40%ですが、70歳代になるとピーク時の3分の2の25%になります。普通の生活をしている人の筋肉の減少率は年1%ずつです。しかし、筋肉は動かさない、動かす必要がない状態だと驚くほどのスピードで、減少していきます。宇宙の無重力状態がその典型的な例です。寝たきり生活を二日間しただけで1年分の筋肉を失ってしまいます。

　女性に冷え症が多いのもこの筋肉に関係しています。女性は男性に比べ、筋肉量が少ないので、運動が不足すると筋肉の絶対量が足りなく、血液を末端から中心部へ送り返す力が弱くな

っているためです。このように、筋肉の重要性が分かってもらえると思います。

　それでは、筋肉を維持する為にはどうしたらいいのでしょうか？

　ヒトの全筋肉の7割は下半身にあります。そこで、その答えは「歩く」ことです。これは、当たり前のようですが、最も効率的な筋肉の維持と増強の方法なのです。「歩く」ことは、日常生活の中で、少しだけ、工夫すれば、毎日続けられます。通勤になるべく車を使わない、会社の最寄りの駅の一つ前の駅で降りて歩く、朝の散歩、昼の食後の散歩、とにかく、歩きましょう。二人以上で会話しながら「歩く」と会話によって効率的に酸素を取り入れることになりますので、もっと効果的になります。

（3）有酸素運動と無酸素運動と成長ホルモン

　運動は、有酸素運動と無酸素運動に分けられ、ジョギング、ウォーキング、エアロビクスなど、低負荷で長時間続けられる運動が有酸素運動であり、ウエイトリフティング、短距離走など、息を止めて短時間に強い力を発揮する運動が無酸素運動です。有酸素運動のエネルギー源は糖と脂肪ですが、無酸素運動は糖だけなので無酸素運動で体脂肪は減少しないことになります。

　ということは、内臓脂肪を落とすためには脂肪を燃焼する有酸素運動が必要ということになりますが、それだけではなかなか結果が出ないと感じている人も多いはずです。それは、なぜでしょうか？

　消費しているエネルギーの70%は基礎代謝で残りの30%が運動で消費されています。30分間のウォーキングで消費されるエネルギーは140kcalです。糖と脂肪の消費される割合は半々なので、脂肪が燃焼されるのは70kcalということになります。脂肪の量に換算すると1gが9kcalなので8gということになります。しかし、脂肪はグリセリンと脂肪酸への分解があって初めて燃焼されはじめるので、有酸素運動では分解が起こるまで時間がかかります。15分から25分の有酸素運動でやっと脂肪燃焼が始まることになります。

　この分解を速めるためには『成長ホルモン』を出すことが鍵

になります。『成長ホルモン』は骨や筋肉の成長を促すことが主な働きです。しかし、脂肪を分解する働きも持っているのです。『成長ホルモン』の分泌は20歳頃をピークに減少し、50代にはピークの5分の1まで減少します。実は、この『成長ホルモン』の減少が、筋肉を減らし、基礎代謝を減らし、そして、歳とともに痩せにくい身体にしていたのです。（**図1-1**）

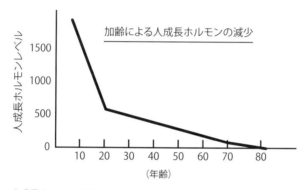

人成長ホルモン：脳下垂体前葉より分泌されるタンパクホルモンで体全ての器官や組織の発育に関与。思春期には日に何度か分泌されるが、40代では、20代の40％であり、80代では、5％の分泌。

図1-1　加齢による人成長ホルモンの減少

　では、どうやって歳をとっても『成長ホルモン』を出すことができるのでしょうか？

　その答えは、有酸素運動の前の無酸素運動です。「無酸素運動」では確かに脂肪は消費できません。しかし、成長ホルモンが分泌されるのです。しかも、一旦出ると、その分解効果は6時間も持続するのです。事前の「無酸素運動」で有酸素運動を始めて僅か数分で脂肪燃焼が起こることが知られています。

つまり、運動の仕方を工夫すれば、効率よく、『成長ホルモン分泌』→『脂肪燃焼』→『筋肉増強』→『基礎代謝改善』と繋がり、いつまでも若い身体を保てることになります。

サプリメントアドバイス

　毎日の無酸素運動（20分）の後の有酸素運動（30分）とともに、脂肪燃焼効果の知られているL-カルニチンを摂取すると、さらに効率的な『内臓脂肪減少』が期待できます。

　さらに、無酸素運動の後の有酸素運動に加えて、ロイシン、イソロイシン、バリンなどの分岐アミノ酸（BCAA）とR-αリポ酸（αリポ酸を摂取する場合は、Ｓ体やラセミ体ではなく、必ずＲ体のものを摂取してください）とCoQ10のサプリメントを摂取すれば、『筋肉保護増強』による『基礎代謝改善』の効率が高まり、高齢者は、生活の質向上（QOL）、女性は、美容、そして、アスリートはスポーツパフォーマンスの向上につながります。

コラム
■白身魚と赤身魚の違いとは？

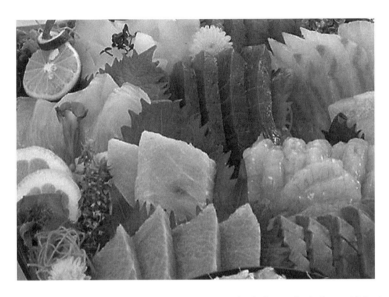

　皆さんは刺身を食べるとしたら、白身魚と赤身魚はどちらを選びますか？　どちらも？

　魚に白色と赤色がある理由をご存知でしょうか？　実は筋肉の色で奥が深いのです。

　赤身魚はカツオやマグロなど広大な水域を泳ぐ持久力に優れた魚です。この魚の身（筋肉）は酸素を取り込んでミトコンドリアでエネルギーをたくさん作って持久力をつける必要があります。筋肉中には酸素を取り込むためのミオグロビンというタンパク質が必要で、実はこのタンパク質が赤色をしているので赤身なのです。こうした筋肉は赤筋、あるいは、遅筋と呼ばれています。

一方、白身魚はタイやヒラメなどの狭い水域に棲む魚で、持久力はありません。しかし、敵から瞬時に逃げるために瞬発力があります。この白い筋肉のことは白筋、あるいは、速筋と呼ばれています。

　魚は人間よりも白筋と赤筋の割合の差が大きく、赤身魚はミオグロビンの量が非常に多く、白身魚はミオグロビンが極端に少ないのです。赤身魚は常に泳ぎ続けて酸素を取り込んでいないと生きることができないのですが、白身魚はあまり動かなくても生きることができます。普段は動かない白身魚でも敵から逃れるために急に動くことができるのは、ほとんどが瞬発系の白筋となっているからなのです。

　では、サーモンのピンクをしていますが赤と白の中間、つまり、白筋と赤筋の双方が混ざっているのでしょうか？　実はそうではなく筋肉の色とは異なり、アスタキサンチンによるものなのです。

　と、ここまでは魚に関するまめ知識でした。ここからは人の筋肉のお話です。

　赤筋は、ブドウ糖や脂肪酸を燃焼させる筋肉で、軽い負荷の運動を継続的に行うのに適した筋肉となっています。魚も人も同じで、細胞内には多くのミトコンドリアがあり、ＴＣＡ回路によってブドウ糖１分子について３６分子ものＡＴＰが産生されています。長距離走や水泳、自転車競技などの有酸素運動を行うのに適した筋肉で、赤筋を刺激するにはジョギングや体に無理がかからない程度の低負荷運動を高回数行うのが効果的です。これによって赤筋を増やし、持久系の体

にしていくことができます。赤筋は早くは動けないものの時間をかけてゆっくりと動くのに適した筋肉なのです。

　白筋は、主に糖質を燃焼させて強い力を短時間のうちに発揮できる筋肉です。これも魚も人も同じで、細胞内の解糖系を使ってエネルギー産生を行っています。ブドウ糖１分子について２分子のエネルギー物質のＡＴＰが産生されています。白筋は短距離走やウエイトリフティングなどの瞬発系の無酸素運動を行うのに適した筋肉で、白筋を刺激するには重いダンベルを使った運動やスクワットなどの高負荷運動を低回数行うのが効果的です。これによって白筋の筋繊維を肥大させて筋肉を増やし、瞬発系の体にしていくことができるわけです。

　では、スポーツ選手、中でも、テニス、サッカー、バレーボール、バスケットボール選手の筋肉は何色でしょう？

　ピンク色です。魚のアスタキサンチンによるピンク色ではなく、白筋と赤筋のバランスでピンク筋が求められます。つまり、持久力と瞬発力の双方が発達していることが求められるわけです。

　高齢者がＱＯＬを向上させて寝たきりにならないように健康寿命を延ばすためにもピンク色の筋肉が必要です。ノルディックウォーキング（有酸素運動）とフィットネス（無酸素運動）を組み合わせた運動を生活習慣に取り入れれば高齢者であってもピンク色の筋肉は増強・維持できるのです。

2 筋肉増強、筋力の低下を防ぐ機能性成分

（1）L-カルニチンは筋肉量を増やし、
肉体的精神的疲労を軽減し、認知機能を改善する

　三大ヒトケミカルの1つであるL-カルニチンには筋肉増強保持作用、運動能力向上作用、そして、脂肪燃焼促進作用があることが知られていて、脂肪の70％は筋肉で燃焼されますので、筋肉が保持できていれば脂肪からエネルギーを作ることができます。つまり、筋肉量が増えれば、脂肪燃焼によってエネルギー産生がスムーズとなり、肉体的にも、精神的にも、疲労が軽減し、認知機能が改善することになります。

　そこで、その内容を裏付ける研究論文を紹介します。2007年にMalaguarneraらが栄養学の学術誌に投稿した論文です。(The AmericanJournal of Clinical Nutrition, 2007; 86: 1738-44)

　100歳以上（100歳～ 106歳）の高齢者66名を対象とした6ヶ月間のヒト試験が行なわれました。2グループに分け、LCグループ32名には毎日1回L-カルニチン2gを摂取してもらい、プラセボグループ34名と比較しています。検討項目は体重、血圧、総脂肪量、総筋肉量、中性脂肪、総コレステロール、HDL、LDL、精神的疲労、肉体的疲労、認知機能評価のためのミニ精神状態確認試験（MMSE試験）、日常生活能力、6分間歩行距離の変化などです。

13

その結果、血圧や体重に変化は観られず、また、中性脂肪やLDLコレステロール変化において減少の傾向は観られましたが、有意差がつくほどではなかったようです。しかし、総脂肪量の減少、筋肉量の増加、肉体的な疲労スコアの減少、精神的な疲労スコアの減少、MMSE試験による認知機能の向上、そして、6分間の歩行距離の増加においては顕著な有意差（P<0.01～P<0.001）が確認されました。

尚、精神的な疲労と肉体的な疲労の評価にはWessely試験とPowell試験を用いています。双方のスコアは8アイテムでそれぞれ0（疲労無し）から2（高い疲労）まで評価されますのでスコア範囲は0～16となります。また、MMSE試験は認知機能の評価のために行なっており、スコアの範囲は0から30までとなります。そして、**図2-1～図2-6**は分りやすいようにグラフに改訂しております。

これらの図が示しますように、L-カルニチンを6ヶ月摂取することで筋肉量が増加し（**図2-1**）、その筋肉量の増加に伴って、

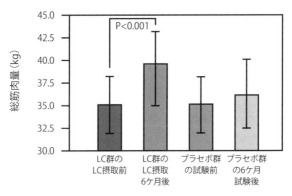

図2-1　L-カルニチン（LC）摂取による総筋肉量の増加

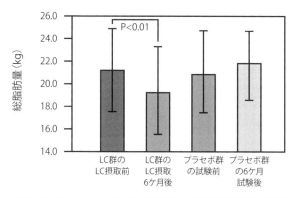

図 2-2 L-カルニチン（LC）摂取による総脂肪量の減少

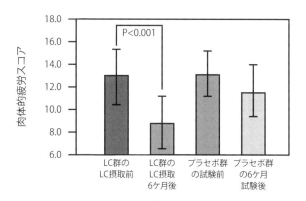

図 2-3 L-カルニチン（LC）摂取による肉体的疲労の減少

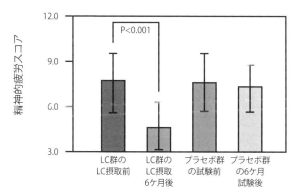

図 2-4 L-カルニチン（LC）摂取による精神的疲労の減少

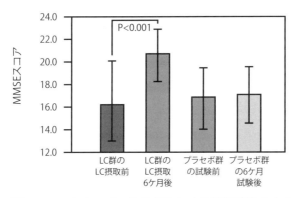

図 2-5　L-カルニチン(LC)摂取による認知機能の向上

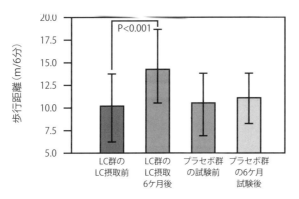

図 2-6　L-カルニチン(LC)摂取による6分間歩行距離の増加

筋肉によって脂肪が燃焼し、脂肪が低減しました。(**図2-2**) 同時に、十分なエネルギーが得られることで、肉体の疲労は軽減し(**図2-3**)、精神的な疲労も軽減したと考えられます。(**図2-4**) その結果、認知機能は向上し(**図2-5**)、歩行もスムーズになったようです。(**図2-6**)

　肉食が好きな高齢者は皆さん元気だと思いませんか？　L-カルニチンのおかげなのではないでしょうか？

（2）n-3不飽和脂肪酸摂取による筋肉増強作用

　運動と筋肉増強に有効な機能性成分を摂取して、筋肉を維持・増強することは高齢者のロコモティブシンドロームやフレイルの予防や改善、アスリートのパフォーマンス向上、基礎代謝の改善など、健康の維持や増進のためには大変有効な手段です。

　テストステロン、成長ホルモン、デヒドロエピアンドロステロンの摂取が筋肉量と筋肉機能に有益な効果があることも知られています。また、『成長ホルモン』は脂肪を分解する働きも持っています。『成長ホルモン』の分泌は20歳頃をピークに減少し、50代にはピークの5分の1まで減少します。
　先に述べましたが、この『成長ホルモン』の減少が、筋肉を減らし、基礎代謝を減らし、そして、歳とともに痩せにくい体にしていたのです。しかしながら、『成長ホルモン』の長期摂取の安全性は低く、深刻な副作用の出てくる可能性もあります。

　そこで、その解決方法として提案したのが、有酸素運動の前の無酸素運動です。「無酸素運動」では確かに脂肪は消費できません。しかし、成長ホルモンが分泌されるのです。しかも、一旦出ると、その分解効果は6時間も持続します。事前の「無酸素運動」で有酸素運動を始めて僅か数分で脂肪燃焼が起こることが知られていますから、効率よく、『成長ホルモン分泌』→『脂肪燃焼』→『筋肉増強』→『基礎代謝改善』と繋がり、いつまでも若い身体を保てることになります。

17

さて、そうした運動に加えて、新たに筋肉増強・保護作用のある大変有効な機能性成分が明らかとなりました。それは、皆さんご存知のEPA・DHAです。

　EPAやDHAなどのn-3不飽和脂肪酸を摂取することにより、年齢に伴う筋肉量と機能の損失を緩和する効果を検証したワシントン大学のスミスらの研究グループの論文です。
（n3系不飽和脂肪酸、以下、n3-PUFAと略す）

　60人の健全な60～85歳の男女にn3-PUFA（n=40)またはコーン油(n=20)を6か月摂取してもらっています。そして、6か月後、足の筋肉体積、握力強度、最大挙上重量の下半身と上半身強度、等速性運動中の平均力を摂取前後に評価しています。

　この検討には、深刻な高トリグリセリド血症（500 mg/dL）の成人におけるトリグリセリドレベルを下げるEPA、DHAを配合したUSにて販売されている医薬品『LOVAZA』を使用しています。配合量は1錠当たりn3-PUFAエチルエステル900mg（EPA 約465mg, DHA 約375mg）です。n3-PUFA摂取群は1日4錠（1.86gEPA, 1.50g DHA相当量）、朝食・夕食中に2錠ずつ朝夕2回の計4錠摂取してもらいました。プラセボ群はコーン油を同じカプセルに配合した4錠を摂取してもらっています。

　その結果、体重・体脂肪・筋内脂肪含量は両群の差は見られませんでした。しかし、筋肉量、筋力において有意差が見られることが判明しています。大腿筋容量は3.6%増加(95%CI: 0.2%, 7.0%; P < 0.05、**図2-7**)、握力は2.3kg増加(95%CI: 0.8%,

18

3.7%; P < 0.01、**図2-8**)、筋肉強度は4.0%増加（95%CI: 0.8%, 7.3%; P < 0.05、**図2-9**) していることが確認されました。

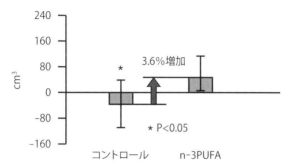

図 2-7　筋肉機能における n3-PUFA の効果（大腿筋容量）

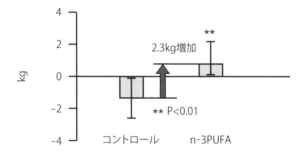

図 2-8　筋肉機能における n3-PUFA の効果（握力）

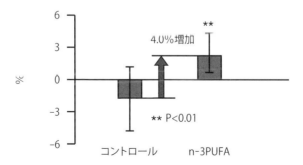

図 2-9　筋肉機能における n3-PUFA の効果（筋力強度）

n3-PUFAを含有する脂質にはトリグリセリド、エチルエステル、リン脂質と様々な脂質があります。その中で水溶性のリン酸エステルであるリン脂質が生体内への吸収率は最も優れています。オキアミから抽出したクリルオイル、n3-PUFAはリン脂質ですので、年齢とともに筋肉の衰えの気になる方は、是非、クリルオイルの摂取をお試しください。

（余談ですが、私の母は要介護４でグループホームに入っていました。しかし、母の要望で、現在、私と一緒に住むようになり、３ヶ月が経ちました。朝昼夕の食事の後、つまり、日に３回、クリルオイルを配合した『南極海のデザート』ゼリーを摂取しています。僅か、３ヶ月ですが、車イスで移動していた母は、現在、一人で歩けるようになっています。そして、要介護４から介護度の低い要介護２に変更されることになりました。）

（3）筋力低下を防ぐための更なる情報として、ヒトケミカルとともに摂取すべきフィトケミカルであるウルソール酸について

　ウルソール酸はリンゴやプルーンの果皮やバジルやローズマリーなどのハーブの葉に含まれるフィトケミカルで、抗がん、抗炎症、血糖値上昇抑制、中性脂肪低減、抗菌などの作用が知られていますが、最近、これらの生理活性に加え、筋力の衰えを抑えて筋肉を維持できる物質であることが明らかとなっています。

　ウルソール酸の筋力低下抑制作用の詳細について説明する前に、もう一度、生体内の筋肉の形成について触れておきます。

　筋肉はヒトの体の質量の40%を占めています。よって、高齢者の体の衰えは筋肉の減少によるものと言っても過言ではありません。その筋肉は筋肉細胞から作られています。まず、筋芽細胞が線状に配列、融合して筋線維が形成されます。融合しなかった筋芽細胞はサテライト細胞となって、その筋線維の周囲に張り付きます。このサテライト細胞が重要です。筋肉になるための予備軍の幹細胞なのです。喫煙や激しい運動などで筋肉の一部が損傷しても新たな筋線維を再生することが出来る細胞なのです。図2-10に示すように、サテライト細胞は運動に応じて遅筋にも速筋にも変化できますが、運動しないでいると筋肉とはならず、脂肪細胞に変化し、筋肉は細くなって、カラダは霜降り状態になることも知られているのです。

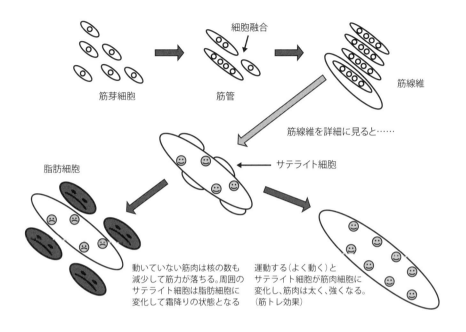

図 2-10　運動による筋肉細胞と筋肉の増減

　このように、運動はサテライト細胞を筋肉細胞へ分化させてくれるのですが、ウルソール酸も同様に、サテライト細胞の脂肪細胞への変化を押さえて、筋肉の肥大化に有効であることが最近の研究によって明らかとなってきました。

　骨格筋が肥大化する際には、筋肉内にインスリン様成長因子（Insulin like growth factor 1, IGF-1）というタンパク質が増加することが分っています。筋肉内でIGF-1が増加すると、サテライト細胞は骨格筋細胞に変化（学術的には分化と言います。）し、筋力の低下を防ぐことができます。

　クンケルらの研究グループはマウスにウルソール酸を含有す

る餌を用いて筋肉重量、筋線維の直径の変化を調べています。
(S. D. Kunkel et al., Cell Metabolism 13, 627 2011))

　図2-11と**図2-12に**筋肉線維の直径の変化を示していますが、ウルソール酸を0.27% 含有する餌を5週間与えたところ、筋肉（腓腹筋、骨格筋）の直径は増加して太くなることが確かめられています。その一方で、**図2-13**に示していますように、ウルソール酸を摂取することで脂肪細胞の直径は減少していくことも確かめられました。

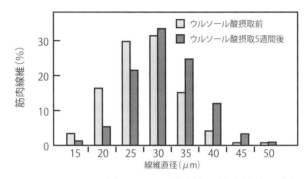

図 2-11　ウルソール酸摂取による腓腹筋の筋肉繊維の変化
(Cell Metabolism 2011 の論文から引用)

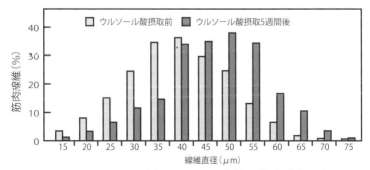

図 2-12　ウルソール酸摂取による骨格筋の筋肉繊維の変化
(Cell Metabolism 2011 の論文から引用)

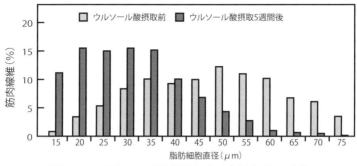

図 2-13　ウルソール酸摂取による脂肪細胞の変化
（Cell Metabolism 2011 の論文から引用）

　また、バングらの研究グループは健常人16名でウルソール酸の効果を検討しています。
(H. S. Bang et al., Korean J. Physiol Pharmacol., 18, 441 2014))

　レジスタント運動に加え、ウルソール酸を8週間摂取することで筋肉内におけるIGF-1の増加と脂肪燃焼を促すことが知られているIrisinは有意に増加することが確認され、さらに、最大筋力（屈伸力）も有意に増加していることが示されました。（**図 2-14、2-15**）（Irisin：運動ホルモンと呼ばれ、安静時におけるエネルギー消費量を増加させ、肥満を予防改善し、糖尿病や心疾患などのさまざまな疾患を予防できる。）

　このように、ウルソール酸は筋肉内でIGF-1を増加させて、筋力の低下を防御できる物質であることが分りました。

　しかし、ウルソール酸摂取には脂溶性物質であるために、その生体利用能が低いという問題点があります。そこで、この問題点を見事に解決できる方法が見出されています。γオリゴ糖

で包接化させることで小腸内での溶解度を高め、吸収性を向上させる方法です。

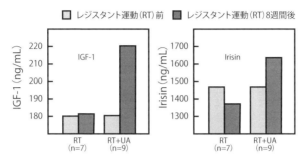

図 2-14　レジスタント運動(RT)とウルソール酸(UA)摂取によるIGF-1とIrisinの変化
（Korean J Physiol Pharmacol 2014の論文から引用）

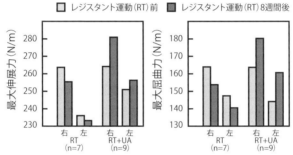

図 2-15　レジスタント運動(RT)とウルソール酸(UA)摂取による最大筋力の変化
（Korean J Physiol Pharmacol 2014の論文から引用）

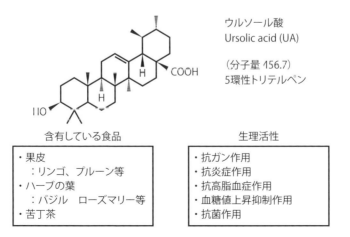

ウルソール酸
Ursolic acid (UA)

（分子量 456.7）
5環性トリテルペン

含有している食品
・果皮
　：リンゴ、プルーン等
・ハーブの葉
　：バジル　ローズマリー等
・苦丁茶

生理活性
・抗ガン作用
・抗炎症作用
・抗高脂血症作用
・血糖値上昇抑制作用
・抗菌作用

25

コラム
■ツボクサ抽出物について

　このウルソール酸の筋肉増強作用と同様の作用を持つトリテルペン類にアシアチン酸とマデカシン酸というツボクサから抽出される機能性物質があります。その機能性物質に関する興味深い内容の論文がありますので、ここに紹介しておきます。

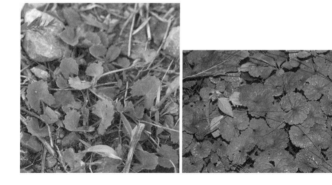

アシアチン酸　　　　　　　　　マデカシン酸

　ツボクサは日本では本州の関東以西から沖縄まで道端や野原に普通に見られる草ですが、中国では『積雪草』と呼ばれ解熱・利尿・止血薬として用いられているそうです。見たことありませんか？

タイの研究グループがアシアチン酸とマデカシン酸を含有するツボクサ抽出物を健康な高齢者に投与し、身体機能や健康面でのQOL（生活の質）を調べた2011年の報告があります。（Lugkanaら、Complementary and Alternative Medicine）

　健康な高齢者（55才〜80才）のタイ人80名を被験者とし、二重盲検比較対照試験を行なっています。試験期間は3か月間でツボクサ抽出物を摂取してもらい、30秒椅子立ち上がりテスト、握力テスト、6分間歩行テスト、SF-36テスト 健康関連QOL（HRQOL: Health Related Quality of Life）測定のための尺度）などを行なってもらっています。

　その結果、筋力の改善に対して大変興味深い結果が得られています。

　ツボクサ抽出物は、下肢の筋肉の強度のみを改善することができ、上肢の筋力は改善しないことが判明したのでした。下肢の筋肉は、上肢の筋肉より多くのI型筋繊維を含みます。このI型とはミトコンドリアに富んで酸素を利用した持続的な収縮の可能な遅筋線維を示します。つまり、トリテルペン類は有酸素運動に必要な遅筋を強化できる成分であると思われます。ちなみに、上肢の筋肉に多く含まれるII型とはミトコンドリアは比較的少なく解糖系による瞬発的な収縮の可能な速筋線維を示しています。

　ウルソール酸も同じトリテルペンであることから高齢者が鍛えなければならない下肢の遅筋を増強できる機能性成分であろうと考えられます。

（4）CoQ10による筋肉保護でアスリート達の
　　スポーツパフォーマンスは維持できる

　加齢とともに筋肉量は減少していきます。高齢者が、椅子から立ち上がる、階段を上がるなどの日常活動が困難になったり、転倒の危険が増えるのも筋肉の量と強さの減退によるものです。一般的に、筋肉と瞬発力は、30 〜 50代にかけて減少しはじめ、60代になると急激に減少していきます。この加齢による減少は、体力の減少と相関関係があります。

　筋肉及び体力の維持のために鍵をにぎる生体機能物質は幾つかあるのですが、その中で、特に瞬発的、そして、持続的に激しいスポーツパフォーマンスに必要な物質がクレアチンです。運動に必要なエネルギー供給方式で、一般に言われているのは、解糖系（無酸素運動）とTCA回路（有酸素運動）があり、瞬発力の必要な短距離走などの運動には、無酸素の解糖系が必要です。しかし、さらに、瞬時に利用できるエネルギーが、**図2-16**の示すように筋肉が保持しているATPとクレアチンリン酸（PCr）なのです。ATPは、エネルギーに変換された後にADPとなりますが、そのADPはPCrによってリン酸が供給されATPに再合成されます。つまり、クレアチンは激しい高エネルギーが求められる運動には、ATP再合成に不可欠な物質なのです。

　クレアチンは、体内のさまざまな組織に存在していますが、その95%は骨格筋に含まれており、筋肉中のクレアチン総含有量の60 〜 70%は、高エネルギー分子であるホスホクレアチン

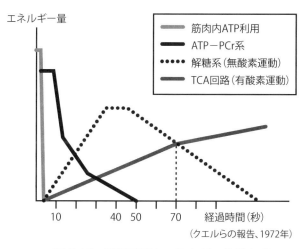

図 2-16　運動時間とエネルギー供給方式

の形で貯蔵されています。そして、クレアチンは最終的にはクレアチニンに分解されて、腎臓から排出されるのです。クレアチンは、体内でグリシン、アルギニン、メチオニンの3種のアミノ酸から合成されていますが、体内合成量は1日の必要量の半分にすぎず、残りは肉や魚などの食事から供給する必要があります。この点で、厳格な菜食主義者がスポーツをするには、そして、筋肉を維持するには問題があるのです。

　クレアチンは、活性酸素を多く出す激しい運動や喫煙によって筋肉代謝（筋肉の分解）が起こり、代謝産物としてクレアチニンに変化し、腎臓より排泄されます。つまり、尿中クレアチニン量をみることで、如何に筋肉が分解しているか、維持されているかが分かることになります。

　そこで、活性酸素消去に有効なCoQ10のγオリゴ糖包接体を喫煙者10名に6週間摂取してもらい、尿中のクレアチニン量

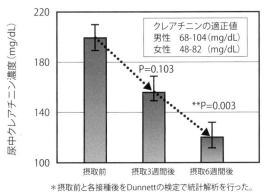

図 2-17 喫煙者 10 名の CoQ10-γオリゴ糖包接体摂取による尿中クレアチニンの変化

の変化を測定しました。**図2-17**に示すように、喫煙者10名の尿中クレアチニン量の平均値は適正値よりはるかに高かったのですが、3週間後、6週間後には急激に減少していき、CoQ10摂取によって筋肉の分解は有意に抑制されることが分かりました。

さらに、筋肉収縮の際のエネルギー代謝に関与しているクレアチンホスホキナーゼ（CPK）の血中濃度も確認しております。CPKは、心臓をはじめ骨格筋、平滑筋など筋肉のなかにある酵素で、これらの細胞に異常があると、CPKが血液中に流れ出すため、高い数値を示します。**図2-18**のように、血中CPKも、CoQ10摂取後には低い値を示していますので、CoQ10に筋肉の保護効果のあることが読み取れます。

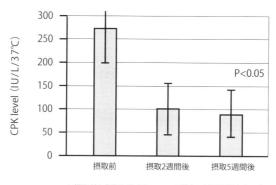

図 2-18　喫煙者 10 名の CoQ10-γオリゴ糖包接体摂取による血中 CPK の変化

　30才を超えてもスポーツパフォーマンスを維持していきたいアスリートは、筋肉に十分なクレアチンを蓄え、筋肉を維持する為にも、CoQ10を積極的に摂取しましょう。CoQ10の有効な摂取には、高吸収性で生体利用能の高いγオリゴ糖包接体を配合したサプリメントがオススメです。

3 体力に劣る日本人アスリートが知るべき スポーツ栄養学

（1）運動とタンパク質摂取のタイミング

　運動は有酸素運動と無酸素運動に分けられ、それぞれどちらの運動を主体としたスポーツであるかによって、鍛えるべき筋肉も異なりますが、すべてのスポーツは複合的なものですので、基本的にはどちらの筋肉も鍛えて維持しておくことが重要です。

　その筋肉を鍛えて維持するために、トレーニングが必要です。しかし、その筋肉はタンパク質ですので、トレーニング（運動）によって分解していきます。よって、運動とともにタンパク質（筋肉）を合成するためのタンパク質の摂取が不可欠です。
　では、どのタイミングでタンパク質を補給するのがいいのでしょうか？

　運動によるエネルギーロスを考慮して、タンパク質に糖分を加えて摂取のタイミングを検討した論文（Levenhagen、2001年）があります。健常人の摂取タイミングによる脚筋肉タンパク質の分解と合成の割合による筋肉の蓄積量について評価しています。運動したときにタンパク質と糖分を摂取しなかった場合、タンパク質分解量の方が合成量よりも多くなり、明らかに筋肉量が減っていくことが示されています。しかし、運動直後にタンパク質と糖分を摂取すると分解量より合成量の方が増しており、筋肉タンパク質量が増加すること、また、運動3時間

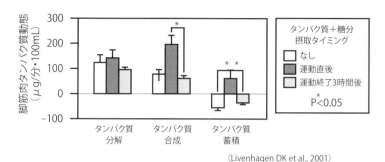

(Livenhagen DK et al., 2001)

図 3-1　運動とタンパク質＋糖分摂取タイミングによるタンパク質蓄積量の変化

後では、筋肉タンパク質量は摂取しなかった場合と同様に減少していくことが明らかとなっています。（**図3-1**）

　同様に、レジスタンス運動直後の食事の摂取が、筋肉になるという検討が報告されています。（Esmarck、2001年）この検討は、アスリートではなく高齢者24名を対象にしたものです。12週間に渡って、レジスタンス運動の直後と2時間後にタンパク質10gを含むサプリメントを摂取してもらったところ、直後の場合、有意に大腿四頭筋量が増加することが示されましたが、2時間後ではタンパク質を摂取しても筋肉量に変化は観られませんでした。（**図3-2**）

　また、2000年Suzukiらがラットを用いてレジスタンス運動直後または4時間後の食事摂取（8週間）と筋肉量および脂肪組織量の関係を調べています。

　ここでも、運動直後に摂取した方が筋肉量は増えること、そして、興味深い知見として、運動4時間後の食事摂取は筋肉にならず脂肪になってしまうことが示されています。（**図3-3**）

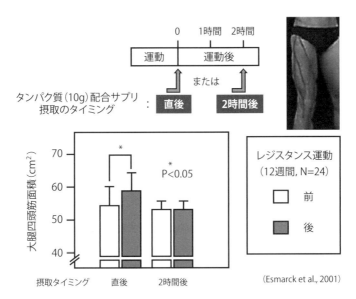

図 3-2　運動とタンパク質摂取タイミングによる大腿四頭筋量の変化

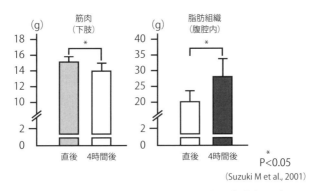

図 3-3　レジスタンス運動直後または 4 時間後の食事摂取（8 週間）と筋肉量および脂肪組織量の関係（ラット）

　これらの検討結果からスポーツパフォーマンスをさらに向上させたいアスリートにとって、運動（トレーニング）した後は、なるべく早くに焼肉（タンパク質）ご飯（糖分）を食べるのが筋肉増強のためには良さそうです。

（2）分岐鎖アミノ酸BCAA摂取のタイミング

　スポーツパフォーマンスをさらに向上させるには、筋肉増強はいうまでもありません。筋肉増強のためには、運動直後にタンパク質と糖分を摂取すると良いということが分りました。では、タンパク質はどのようなものを摂ればいいのでしょうか？

　人の体を形成しているタンパク質もさまざまな種類があります。タンパク質は20種類のアミノ酸から構成されています。たとえば、髪の毛、爪、皮膚（表皮）などを構成しているケラチンタンパク質の場合は、アミノ酸の中でもシステインが重要です。また、血管、軟骨、骨、真皮内に存在するコラーゲンタンパク質の場合は、アミノ酸の中でもプロリンが特に重要です。同様に、筋肉を構成しているタンパク質の場合は、分岐鎖アミノ酸（BCAA）であるバリン、ロイシン、イソロイシンが大変重要なアミノ酸なのです。そこで、筋肉増強のためには、絞り込んでいくと、タンパク質というよりも、これらのBCAAを運動の、どのタイミングで、どの割合で、どれ位、補給すればいいのか、ということになります。

　自然界の多くの筋肉を構成しているタンパク質には、BCAAのバリン、ロイシン、イソロイシンが1:2:1の比率で含まれています。そこで、2005年に、濱田らは、その構成比のBCAAを4,000mg、2,000mg、1,000mg、500mg含有する飲料を健常人8名に飲んでもらい、BCAA摂取後の血漿BCAA濃度の変化量を測定しています。その結果、**図3-4**に示しますように、たと

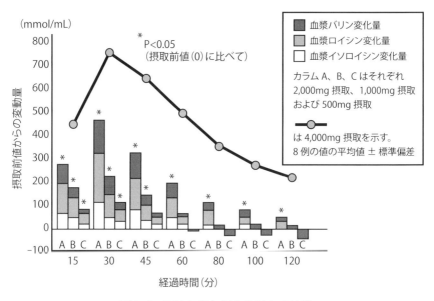

図 3-4　BCAA 投与量と BCAA の変化

え低摂取量の500mg摂取した場合でも摂取後、45分以内であれば、血漿中のBCAAは高濃度に維持できること、そして、投与後、30分にBCAA濃度はピークに達することが明らかとなりました。つまり、筋肉増強のためには運動直後、出来れば30分以内のBCAA補給が好ましいことになります。

　また、運動前にBCAAを摂取すると、運動中の乳酸産生が抑えられること、運動中の筋肉タンパク質の分解が抑制され、また、筋肉損傷の回復が促されること、さらには、運動中に摂取すると中枢疲労が改善されることが分かってきました。
　その理由としては、血中遊離トリプトファンが増大すると、脳に取り込まれてセロトニン合成が促進し、中枢疲労が発生します。これは運動中のBCAA摂取が血中トリプトファン／

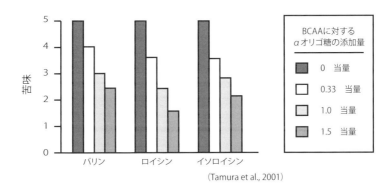

図 3-5　αオリゴ糖による BCAA の苦味低減効果

BCAA比を小さくしトリプトファンの脳への取り込みを抑制するためだと考えられます。

　ただ、BCAAは脂溶性部位を持っているため苦味があり、摂取し辛いという問題がありました。そこで、その問題を解決したのが環状オリゴ糖であるαオリゴ糖による包接化技術です。BCAAに対して、約1.5当量のαオリゴ糖を加えると苦味が低減できますので、大変飲みやすくなります。（**図3-5**）

　BCAA（バリン：ロイシン：イソロイシン＝1:2:1）のαオリゴ糖粉末が上市されています。日本のトップアスリートは世界に通用するスーパー筋肉を作るためにも、筋トレを行う際、あるいは、競技中、この粉末を水に溶かしてBCAAを摂取することをおすすめします。

（3） グリコーゲンローディングとγオリゴ糖

　ここでは長距離ランナーやサッカー選手などの持久力をつける為のグリコーゲンローディングを取り上げます。

　トップアスリートは持っている筋肉の種類で二つのグループに分けられます。強い瞬発力が必要なスポーツをやっているアスリートは、速筋（白筋. ／ファーストユニット）を持っており、長い時間、力を持続しないといけない（持久力勝負）のスポーツをやっているアスリートは遅筋（赤筋／スローユニット）を持っています。そして、無酸素運動では筋線維の太い速筋が鍛えられ、ムキムキの筋肉質体型になり、有酸素運動では筋線維の細い遅筋が鍛えられ、一見、筋肉質とは思えないスレンダーな体型になるわけです。言い換えれば、どの筋肉を鍛えるかでムキムキにもスレンダーにもなるのです。

　グリコーゲンローディングは、アスリートといっても、特に、スレンダーな長距離ランナーやサッカー選手など、有酸素運動が主体のアスリートに必読の内容です。マラソン選手は勝負のポイントが35km過ぎといわれていますが、実際には、その時の筋肉内に蓄えられているグリコーゲン量で決まるのです。よって、アスリートには42.195kmを走り抜けるだけのグリコーゲンローディングが必要となってきます。

そもそも、グリコーゲンとは？

ご存知のように最も簡単に使えるエネルギー源は糖質の原形であるブドウ糖（グルコース）です。そのブドウ糖が連なったものがグリコーゲンです。エネルギーが必要になった時に、グリコーゲンから必要なだけのブドウ糖が切り離されて、体はこのブドウ糖をエネルギー源として使っているわけです。

では、アスリートが筋肉内に十分なグリコーゲンを蓄えておくために効果的なグリコーゲンローディングのタイミングは何時がいいのでしょうか？

その質問に答えられる2001年のLevenhagen DKらの報告があります。（図3-6）

彼らは運動直後と運動終了3時間後にタンパク質と糖分を健常人に摂取させ、脚筋肉のグルコース取り込み量（グリコーゲンローディング）を比較しています。その結果、これまでの筋

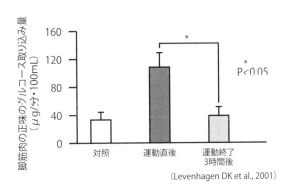

(Levenhagen DK et al., 2001)

図3-6　タンパク質とショ糖の同時摂取による
運動直後と3時間後のグルコース取り込み量の変化

肉増強に関する報告と同様に、直後の摂取が好ましいことが明らかとなっています。

　では、試合に向けてのベストな1週間グリコーゲンローディング法とはどのようなものでしょうか？

　筋肉のグリコーゲンが枯渇するとスタミナ切れで、たとえば、マラソン選手の場合、リタイアとなります。夕方の激しいトレーニングで消耗したグリコーゲンは時間をおいて夕食を摂ると十分に回復しないのですが、トレーニング直後に食事をとると効率よくグリコーゲン貯蔵が回復することが知られています。高血糖・インスリン反応性の高い炭水化物（ブドウ糖がベスト、次に消化性デキストリン）を摂ることでグリコーゲン回復は高まります。また、そういった高炭水化物食にクエン酸を組み合わせるとグリコーゲン回復（グリコーゲンローディング）は一層高まることも知られています。

　グリコーゲンローディングとともにブドウ糖（グルコース）のコントロールリリース（一気にブドウ糖を放出するのでなく時間をかけてゆっくりとブドウ糖に変換されること）が可能な糖質がありますので、この糖質を組み合わせれば、さらなる持久力の向上が可能となります。

　では、その糖質とは……

　幾つかのグルコースが環状に繋がった物質を環状オリゴ糖

（シクロデキストリン）といいますが、その中で、αオリゴ糖、βオリゴ糖、γオリゴ糖（それぞれ6、7、8個）は工業的に生産され、広く食品に使用されています。αオリゴ糖、βオリゴ糖が人の消化酵素によって分解されにくい難消化性であるのに対してγオリゴ糖は消化性を示すのです。その一方で、同じグルコース量相当のショ糖を摂取した場合に比べて、そのグルコースへの変換速度は遅くグルコース徐放特性のあることが知られているのです。

　この特徴を活かすと、持久力を向上することができます。マウス限界遊泳時間測定によるγオリゴ糖の持久力向上作用について検討した結果があります。

γオリゴ糖の持久力向上作用についての検討

【目的】
グルコースが環状に繋がった環状オリゴ糖のなかで、αオリゴ糖、βオリゴ糖、γオリゴ糖（それぞれ6、7、8個）は工業的に生産され、広く食品に使用されています。環状オリゴ糖はその環状構造に起因する物性（環状内部は疎水性、外部は親水性）により、様々な物質をその内腔に取り込む性質（包接作用）があり、通常は包接されたゲスト物質の特性改善を目的として言わば脇役的に用いられてきました。αオリゴ糖、βオリゴ糖が人の消化酵素によって分解されにくい難消化性であるのに対してγオリゴ糖は消化性を示します。その一方で、同じグルコース量相当のショ糖を摂取した場合に比べて、そのグルコースへ

41

の変換速度は遅く、グルコース徐放特性のあることが知られています。(**図3-7**) そこで、マウス限界遊泳時間測定によるγオリゴ糖のグルコース徐放特性を利用して持久力向上作用について評価検討をしています。(**図3-8**)

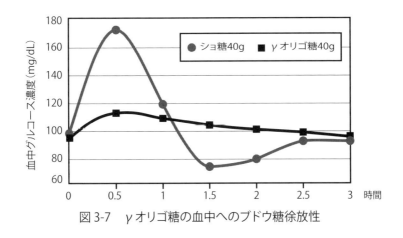

図3-7　γオリゴ糖の血中へのブドウ糖徐放性

γオリゴ糖摂取による持久力の向上の検討

実験方法
マウス：Std. ddYマウス、6週齢、体重35-40g、♂ 糖質投与量：500mg／kg体重 遊泳条件：流量（7L/min）、流速（19-20cm／秒）、水温（32℃）

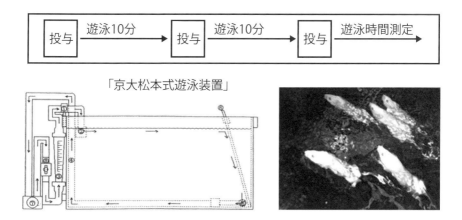

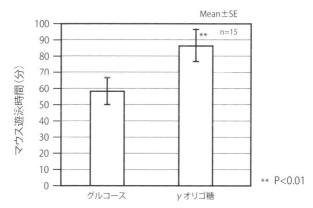

図3-8　グルコース、γオリゴ糖投与後のマウス遊泳時間の比較

以上の検討結果から、タンパク質とショ糖の代わりに、タンパク質とγオリゴ糖を組合せてトレーニング中、あるいは、直後に摂取することがスポーツアスリートや高齢者などの筋肉増強やグリコーゲンローディングに有効であることが分ります。しかしながら、このタイミングでタンパク質摂取のために焼肉を食べることには無理があります。そこで、焼肉のかわりに、筋肉タンパク質の重要原料であるBCAAとγオリゴ糖を組み合わせた飲料をこのタイミングに摂取すればいいことになります。

著者紹介

■寺尾啓二（てらお けいじ）プロフィール
工学博士　専門分野：有機合成化学
　シクロケムグループ（株式会社シクロケム、コサナ、シクロケムバイオ）代表
神戸大学大学院医学研究科客員教授
神戸女子大学健康福祉学部 客員教授
ラジオNIKKEI 健康ネットワーク　パーソナリティ
http://www.radionikkei.jp/kenkounet/
ブログ　まめ知識（健康編　化学編）
http://blog.livedoor.jp/cyclochem02/

1986年、京都大学大学院工学研究科博士課程修了。京都大学工学博士号取得。専門は有機合成化学。ドイツワッカーケミー社ミュンヘン本社、ワッカーケミカルズイーストアジア株式会社勤務を経て、2002年、株式会社シクロケム設立。中央大学講師、東京農工大学客員教授、神戸大学大学院医学研究科客員教授（現任）、神戸女子大学健康福祉学部 客員教授（現任）、日本シクロデキストリン学会理事、日本シクロデキストリン工業会副会長などを歴任。様々な機能性食品の食品加工研究を行っており、多くの研究機関と共同研究を実施。吸収性や熱などに対する安定性など様々な生理活性物質の問題点をシクロデキストリンによる包接技術で解決している。

著書
『食品開発者のためのシクロデキストリン入門』日本食糧新聞社
『化粧品開発とナノテクノロジー』共著CMC出版
『シクロデキストリンの応用技術』監修・共著CMC出版
『機能性食品・サプリメント開発のための化学知識』日本食糧新聞社
　はか多数

　　　健康ライブ出版社では本書の著者寺尾啓二氏の講演、セミナーなどの情報を随時お知らせしております。ご希望の方はkenkolivepublisher@gmail.com までメールをください。

●健康化学まめ知識シリーズ１
『ヒトケミカルでケイジング
（健康的なエイジング）
〜老いないカラダを作る〜』
著者　寺尾啓二
（神戸大学大学院医学研究科客員教授、
神戸女子大学健康福祉学部客員教授）
ISBN978-4-908397-02-8　C0047
定価：本体400円＋税
A5並製　本文52ページ　健康ライブ出版社

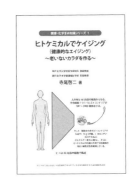

　ヒトケミカルとはヒトの生体内で作られている生体を維持するための機能性成分。CoQ10、R-αリポ酸、L-カルニチンは何れもミトコンドリア内でATP生産に係わっている物質であることが知られている三大ヒトケミカルです。もともと体の中で作られ、エネルギー産生のために働くばかりでなく、活性酸素をミトコンドリア内から外に漏れ出さないように働く抗酸化物質であり、良質のミトコンドリアを維持するために必要不可欠な物質なのです。20才を境にそれらの生体内生産量は減少することが分っています。エネルギー産生による疲労回復と活性酸素除去による老化防止のためにもCoQ10、R-αリポ酸、L-カルニチンを積極的に補い、ケイジング（健康的なエイジング）を目指しましょう。

もくじ
その1.　ヒトケミカル摂取で良質なミトコンドリアを維持してケイジング（健康エイジング）
その2.　CoQ10による免疫力増強作用によってさまざまな病気を予防
　■脂質異常症治療薬が処方された場合のCoQ10摂取の必要性
その3.　笑いとヒトケミカル摂取でNK細胞の活性を高めてがん予防
その4.　線維芽細胞の活性化でコラーゲン、エラスチン、ヒアルロン酸産生による美肌作用と軟骨再生作用
その5.　運動とヒトケミカルによる筋肉細胞の活性化と筋肉の維持
　■筋肉保護作用
その6.ヒトケミカルと酵素入り果物野菜でスーパー健康ダイエット！
終わりに　〜ヒトケミカルで老いないカラダを作る
　■RALAの吸収性

●健康化学まめ知識シリーズ2
『スキンケアのための科学』
　著者　寺尾啓二
　(神戸大学大学院医学研究科客員教授、
　神戸女子大学健康福祉学部客員教授)
　ISBN978-4-908397-03-5　C0047
　定価：本体500円＋税
　A5並製　本文52ページ　健康ライブ出版社

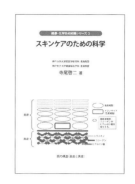

　市場にでている多くのスキンケア商品の中から、毛穴 トラブルの原因を考慮し、肌状態を改善できる方法、有効な機能性成分を分解しない安定な状態で安全に塗布、あるいは、摂取して、その機能性成分の効果を十分に発揮できるような商品を選ぶ知識をもつことが必要です。角質層、表皮、真皮など皮膚の構造からスキンケア製品の有用性をわかりやすく実践的に説き、コンパクトにまとめられた本書はそのための実践的な第一歩となります。

●環状オリゴ糖シリーズ1
スーパー難消化性デキストリン
"αオリゴ糖"
　著者　寺尾啓二・古根隆広
　定価：本体400円＋税
　A5並製　本文40ページ

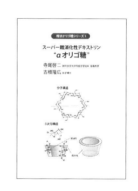

　αオリゴ糖は、フタと底のないカップのような構造をしており、外側は親水性、内側の空洞内は親油性という特異な性質をもちます。そして、空洞の内径が0.5〜0.6ナノメートル（1ナノメートル＝10億分の1m）であることから、"世界でいちばん小さなカプセル"と称されています。本書では、αオリゴ糖の基本的な情報から、スーパー難消化性デキストリンとしてのαオリゴ糖の優れた機能に関する情報までをご紹介します。

●環状オリゴ糖シリーズ2
αオリゴパウダー入門
　　著者　寺尾啓二
　　定価：本体400円＋税
　　A5並製　本文36ページ

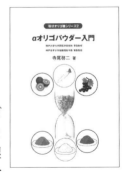

　スーパー難消化性デキストリンであるαオリゴ糖は食物繊維としての能力を持つだけではありません。揮発性、不安定性、難水溶性、悪臭、吸湿性や粘性といった取り扱いの不便さなど機能性食品素材の持つ様々な問題点を、粉末化することで同時にすべてを解決する、機能性食品素材に対する救世主としての能力を持ち合わせています。そして、このような機能性食品素材の問題解決のためにαオリゴ糖（αCD）を利用した機能性食品素材粉末のことを、分りやすい言葉で『αオリゴパウダー』と呼ぶことにし、αオリゴパウダー化による機能性食品素材の問題解決例を挙げていきます。

●環状オリゴ糖シリーズ3
マヌカαオリゴパウダーのちから
マヌカハニーと感情オリゴ糖との
出会いで進化した健康機能性
　　著者　寺尾啓二
　　定価：本体400円＋税
　　A5並製　本文36ページ

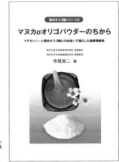

　マヌカαオリゴパウダーの相乗的な抗菌活性が発見されて以来、さまざまな研究が行なわれ、スキンケア効果、抗肥満作用、骨の健康増進作用、腸内環境改善効果など、実に多くのすばらしい健康・美容効果が見出されています。この本ではそれらの研究成果について紹介します。